Te $^{13}_{178}$

RAPPORT

ADRESSÉ

A M. LE CURÉ DE SAINT-LAURENT

PAR LES DOCTEURS-MÉDECINS DU

DISPENSAIRE HOMOEOPATHIQUE

DE

L'ARCHICONFRÉRIE DE N.-D. DES MALADES

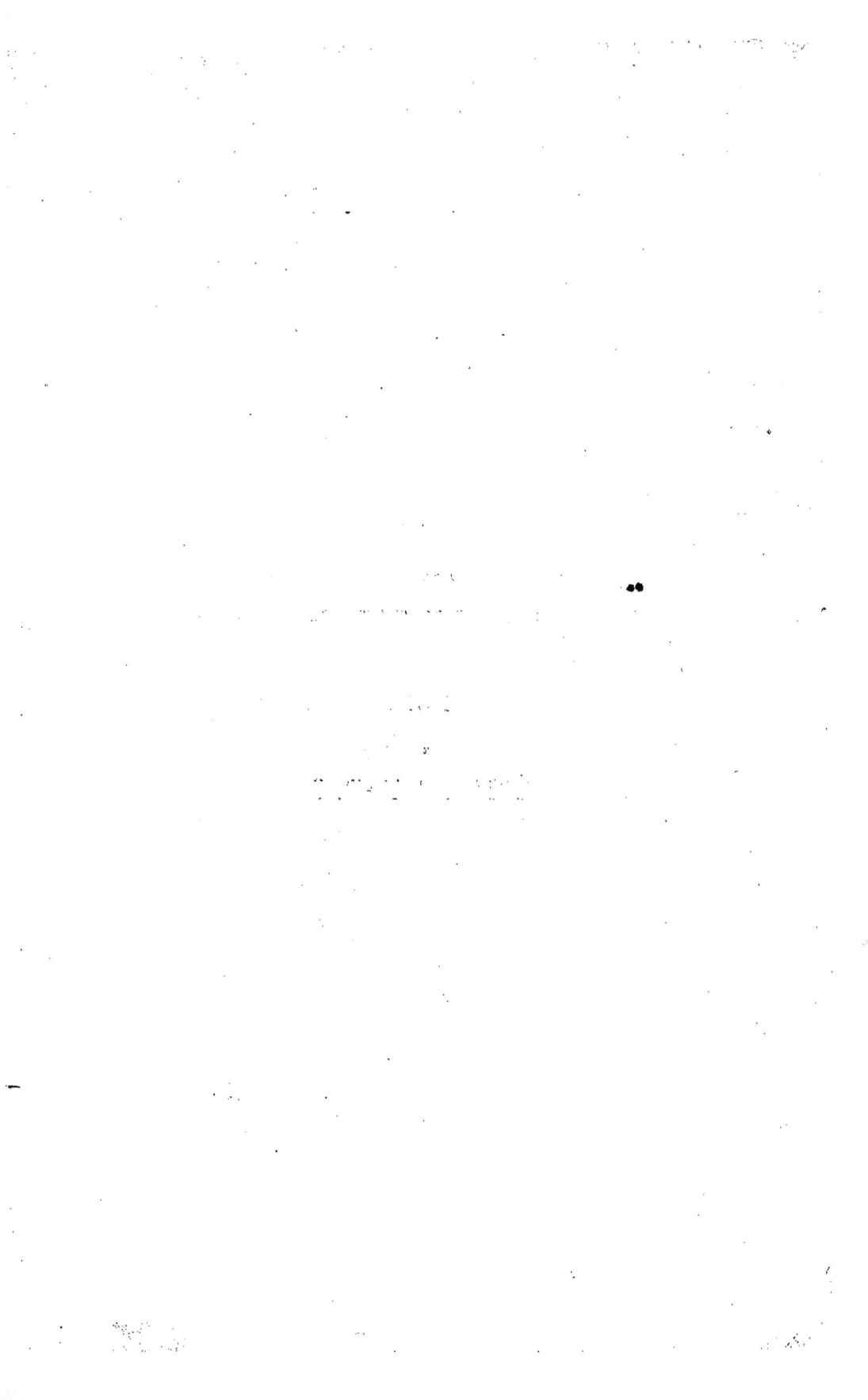

ARCHICONFRÉRIE DE N.-D. DES MALADES

DISPENSAIRE HOMŒOPATHIQUE
(PAROISSE SAINT-LAURENT)

RAPPORT

ADRESSÉ

A M. L'ABBÉ DUQUESNAY

Curé de Saint-Laurent, Supérieur de l'Archiconfrérie

PAR LES DOCTEURS

CHARGÉ, ESCALLIER, PATIN, SERRAND,

MÉDECINS DU DISPENSAIRE HOMŒOPATHIQUE

Fondé et soutenu par l'Archiconfrérie

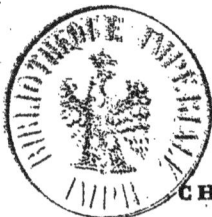

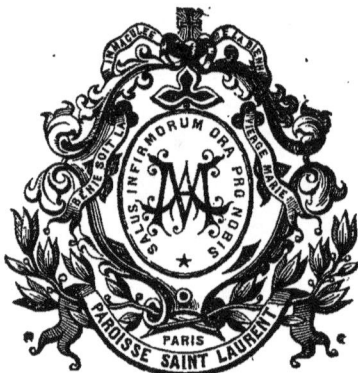

PARIS

ANCIENNE MAISON BÉNARD ET COMP.

POITEVIN, SERINGE ET Cᵉ, Sʳˢ,

2, PLACE ET PASSAGE DU CAIRE.

1860

DISPENSAIRE HOMŒOPATHIQUE

(PAROISSE SAINT-LAURENT)

RAPPORT

ADRESSÉ

A M. L'ABBÉ DUQUESNAY

Curé de Saint-Laurent, Supérieur de l'Archiconfrérie,

PAR LES DOCTEURS

CHARGÉ, ESCALLIER, PATIN, SERRAND,

Médecins du DISPENSAIRE HOMŒOPATHIQUE

Fondé et soutenu par l'Archiconfrérie.

MONSIEUR LE CURÉ,

En consacrant une partie de votre temps et de votre labeur à l'Œuvre de Notre-Dame des Malades, vous vous êtes proposé de venir, par tous les moyens que peut inspirer la charité chrétienne, au secours de la pauvreté aux prises avec l'un de ses plus cruels fléaux : la maladie.

La vraie charité est intelligente et son œil est perspicace ; la vôtre, en examinant la constitution des diverses œuvres, des sociétés déjà nombreuses, officielles ou libres, créées par l'esprit chrétien pour soulager les malades indigents, n'a pas tardé à s'apercevoir qu'il existait dans la distribution des secours médicaux une lacune importante.

Vous saviez, puisque c'est de notoriété publique, que, depuis plus de trente ans, une méthode médicale nouvelle avait été importée d'Allemagne en France ; que cette méthode est actuellement mise en pratique, à Paris, par plus de cent médecins ; que le nombre de ces médecins et de leurs clients, riches ou pauvres, s'accroît chaque année dans de notables proportions; peut-être aviez-vous appris aussi que la méthode homœopathique était, depuis plus de douze ans, publiquement pratiquée dans un grand service des hôpitaux de Paris; que son enseignement théorique et pratique était organisé à Londres dans deux hôpitaux fondés et soutenus par de riches dotations, et qu'enfin le gouvernement autrichien avait officiellement institué l'enseignement clinique de cette grande rénovation médicale dans deux hôpitaux de Vienne.

Fort de la connaissance de ces faits, et sans rien préjuger personnellement sur une question de science pratique en dehors de votre compétence, vous avez pensé qu'il était juste et humain, qu'il était digne de la charité chrétienne, qui a inspiré la création de l'Archiconfrérie de Notre-Dame des Malades, de donner aux malades pauvres de Paris la satisfaction de recevoir, à leur sonvenance et suivant leur désir, avec une gratuité complète, les bienfaits d'une médication que les personnes aisées, dans presque tous les pays du monde, et que les pauvres de Londres et de Vienne peuvent se procurer tous les jours.

C'est alors que vous nous avez fait appel pour fonder, dans un local fourni et entretenu par l'Archiconfrérie, un dispensaire homœopathique, en même temps que vous vous adressiez à d'honorables confrères étrangers à la nouvelle méthode pour traiter, d'après leurs principes et dans le même local, les malades qui réclameraient leurs secours. Nous nous sommes empressés de nous associer à cette œuvre de charité, qui devenait en outre, pour nous, une œuvre de propagation de la vérité et du bien. Les pharmaciens homœopathes sont venus aussi, par une généreuse réduction du prix des médicaments, soulager le trésor de l'Archiconfrérie.

Les pauvres malades vous ont compris comme nous, Monsieur le Curé, ils se sont présentés et ils continuent de venir à notre dispensaire avec une affluence telle, qu'une mesure de prudence et de justice a dû la modérer, en réservant aux seuls indigents véritables des cartes qui procurent une gratuité complète dans la distribution des médicaments comme des soins médicaux.

Maintenant que ce dispensaire a près de deux années d'existence, vous qui l'avez créé, guidé par votre cœur et en dépit d'aveugles préventions et d'avis contraires, vous avez le droit de vous demander si ce dispensaire, qui absorbe des fonds destinés au soulagement des malades pauvres, a rempli l'objet pour lequel il a été établi, et notre devoir, à nous, est de vous éclairer à cet égard en exposant les faits tels qu'ils résultent du dépouillement des registres et des observations écrites en présence de chaque malade. Nous osons espérer, Monsieur le Curé, que vous ne trouverez pas ces résultats trop inférieurs à ceux que vous avez pu espérer dès le début.

I

Le nombre des malades qui se sont présentés au dispensaire, depuis le mois de février 1858, dépasse 1000 ; il était de 1004 au milieu de novembre, parmi lesquels on compte 223 hommes, 541 femmes et 240 enfants au-dessous de quinze ans. Aujourd'hui, 14 décembre, il dépasse 1040.

Sur ce nombre, 179 sont encore en traitement, parmi lesquels 140 sont notés en voie d'amélioration et 39 sans amélioration constatée ; or, plusieurs de ces derniers ne sont encore venus qu'une ou deux fois.

Sur les 823 malades qui ont cessé de se présenter au dispensaire, nous devons naturellement en distraire 236 qui ne sont venus qu'une seule fois, quoique l'expérience nous ait appris que certains d'entre eux s'étaient regardés comme guéris ou suffisamment améliorés après cette seule consultation. Ce fait vient encore de se présenter à notre dernière réunion.

Restent donc 589 qui ont quitté notre dispensaire après avoir reçu au moins deux consultations ; parmi eux, nos observations écrites constatent que 170 étaient guéris, que 283 étaient améliorés d'une manière appréciable, et que 136 n'avaient point encore éprouvé de modification notable dans leur état, quand ils ont cessé leurs visites au dispensaire ; probablement aussi, un certain nombre d'entre eux ont succombé : ce qui ne doit pas surprendre, quand on songe que plus de la moitié de ces derniers étaient affectés de diathèse tuberculeuse ou cancéreuse.

II

Nous venons de tracer des chiffres. Tels qu'ils sont, c'est-à-dire près de six cents malades (593) guéris ou améliorés sur moins de huit cents (768), ces chiffres donnent, nous semble-t-il, un résultat déjà satisfaisant. Mais, pour être juste, on ne saurait pourtant les accepter tels quels ; la statistique envisagée toute sèche, et en dehors des circonstances au milieu desquelles elle sème ses chiffres, ne pourrait conduire à aucun résultat sérieux : l'exposition exacte et complète des faits peut seule donner la vie aux chiffres ; et, c'est seulement quand elle s'appuie sur ces deux éléments, que la statistique devient un véritable flambeau, susceptible d'éclairer d'une vive lumière toutes les questions scientifiques et de conduire à d'importantes conséquences pratiques. Il importe donc de nous expliquer sur tout ce qui concerne les malades et les maladies auxquels nous sommes appelés à donner nos soins dans ce dispensaire.

1° Nos malades appartiennent tous, vous le savez, Monsieur le Curé, à la classe des véritables indigents ; vous avez voulu, l'Archiconfrérie faisant généreusement tous les frais de location, d'ameublement et de médicaments, que les cartes du dispensaire fussent exclusivement réservées aux vrais pauvres qui sont hors d'état de donner même la légère rétribution qui est perçue pour couvrir les frais dans les autres dispensaires ou dans les sociétés de secours mutuels ; nos malades sont donc placés, sauf des exceptions fort rares, dans les conditions d'hygiène les plus défavorables : logements étroits, privés d'air et de lumière, souvent humides, toujours insalubres ; nourriture grossière et malsaine, souvent insuffisante, aussi bien que le chauffage et les vêtements ; travail quotidien au-dessus des forces. Nous dirons plus loin les circonstances aggravantes qui pèsent spécialement sur les femmes et les enfants dans ces malheureuses familles.

Faut-il parler aussi des vices que la misère entraîne avec elle, et dont les conséquences réagissent sur la santé du corps aussi bien que sur celle de l'âme ? Nos malades se trouvant dans de pareilles conditions, la statistique de notre dispensaire ne peut évidemment être comparée à celle qui résulte des soins donnés dans la pratique civile ou même dans les sociétés de secours mutuels.

2° Nous ajouterons qu'elle ne peut pas davantage être mise en parallèle avec celle des hôpitaux, car si ces établissements charitables accueillent dans leur sein les mêmes pauvres que notre dispensaire, ils ne reçoivent pas les mêmes maladies.

Les hôpitaux, en effet, ont été créés pour secourir transitoirement les malades indigents qui se trouvent, pour un temps limité, dans la nécessité de garder le lit d'une manière presque continue, surtout quand la maladie met leur vie dans un danger plus ou moins prochain. Dès que le danger est éloigné, ou quand la maladie cesse d'être aiguë, qu'elle n'entraîne plus la nécessité du séjour au lit ou la visite quotidienne du médecin, l'hôpital, qui n'est pas un lieu d'asile, renvoie son pensionnaire pour *faire un lit* (nous parlons *de visu*), et sa statistique enregistre une guérison. Ainsi, l'hôpital est exclusivement consacré au traitement des maladies aiguës essentielles ou au soulagement d'un état aigu passager dans les affections chroniques, et il rejette de son sein cette innombrable quantité de maladies chroniques qui vient alimenter ses propres consultations, celles du bureau de bienfaisance et nos dispensaires. Quelle comparaison pourrait-on donc établir, au moyen de chiffres, entre les résultats de traitements opposés à des classes de maladies aussi différentes ? Les maladies aiguës exposent sans doute le sujet à une mort plus ou moins prochaine, mais le plus grand nombre d'entre elles sont susceptibles d'une guérison complète et dans une période de temps assez courte.

Les maladies chroniques, au contraire, se guérissent très-rarement d'une manière complète et demandent toujours un long traitement ; le plus souvent, la guérison n'est que relative et mériterait plutôt le nom d'amélioration ; enfin, un nombre considérable de ces affections ne subissent qu'une suspension momen-

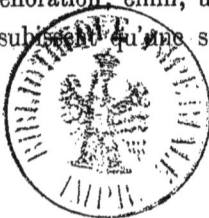

tanée dans leur marche et conduisent le sujet, d'une manière plus ou moins lente, mais fatalement, à la mort. Il est une autre remarque importante, c'est que, si la thérapeutique est pour les maladies aiguës l'instrument essentiel de guérison, l'hygiène constitue, au contraire, dans le traitement des maladies chroniques, une arme aussi importante que la médication. Or, nous venons de voir quelles sont les conditions d'hygiène dans lesquelles se trouvent les malheureux qui s'adressent à nous. Eh bien ! ce sont ces pauvres malades ; ce sont ces affections chroniques si longues, si graves, qui ont leur racine dans des vices constitutionnels presque toujours héréditaires, qui se sont développées sous l'influence de maladies aiguës accidentelles, et qui sont entretenues par l'extrême fatigue, l'insuffisance ou la mauvaise qualité de la nourriture, l'exposition à toutes les intempéries ou le séjour dans un air vicié, par des habitudes pernicieuses et par toutes les privations que nous avons déjà énumérées ; ce sont ces maladies que les hôpitaux rejettent, qui y ont été quelquefois traitées quand le mal traversait une période aiguë, qui ont le plus souvent alimenté, depuis plusieurs années, les diverses consultations des établissements charitables ; ce sont, dis-je, ces affections, ce sont ces malades qui forment l'immense majorité à notre dispensaire.

Le dispensaire les accueille et cherche à soulager toutes les maladies qui se présentent, quelles que soient leur ancienneté, leur gravité, leur incurabilité même, et malgré les circonstances souvent aggravantes de médications antérieures inopportunes ; en un mot, il les accueille toutes, du moment où l'indigence les accompagne.

Tels sont, Monsieur le Curé, les faits et les considérations que nous devions exposer en regard des chiffres que nous avons eu l'honneur de mettre sous vos yeux, pour expliquer ces chiffres, pour établir leur véritable signification.

Notre statistique se trouve maintenant éclairée, et il est évident qu'elle n'est susceptible de comparaison qu'avec celle résultant de la pratique d'un dispensaire placé dans les mêmes conditions que le nôtre, et où les mêmes maladies seraient traitées par la méthode ordinaire.

C'est à vous, Monsieur le Curé, qu'il appartient d'établir cette comparaison.

III

Les faits et les considérations qui précèdent nous permettent encore d'apprécier certains détails de notre tableau qu'il est important de signaler ; et d'abord, on comprendra facilement pourquoi le chiffre des malades constatés guéris est inférieur au nombre de ceux dits améliorés.

Comme nous l'avons dit, les maladies chroniques sont rarement susceptibles d'une guérison complète ; un certain nombre aussi demeurent jusqu'ici réfractaires à toutes les ressources de l'art, même dans les conditions les plus favorables ; que sera-ce chez des sujets placés dans celles où nous puisons nos malades ? Aussi, a-t-il pu arriver que quelques-uns de ceux qui sont portés guéris, d'après leur feuille d'observation, ne le soient pas en réalité, et même qu'ils soient redevenus malades.

Mais, d'un autre côté, nous devons noter aussi que la plupart des sujets qui se trouvent mieux après un certain nombre de consultations cessent de se présenter au dispensaire, se trouvant assez bien, se croyant ou étant réellement guéris ; or, nous ne pouvons les porter sur notre tableau que comme améliorés, puisque, la dernière fois qu'ils se sont présentés, ils accusaient encore quelques symptômes de leur maladie, et néanmoins quelques-uns de ces malades notés seulement comme améliorés, dans la statistique de l'année dernière, ont été depuis cette époque reconnus guéris ; parmi eux, quelques-uns même, comme nous l'avons dit plus haut, ne se sont présentés qu'une seule fois. Enfin, dans le chiffre des améliorés, il en est 140 qui sont encore en traitement, et nous pouvons raisonnablement espérer la guérison chez un certain nombre d'entre eux.

De tout ce qui précède nous devons conclure que, s'il est naturel d'admettre que, dans un établissement comme le nôtre, le nombre des malades améliorés doit dépasser notablement celui des guéris, il y a lieu de penser qu'en réalité, après informations prises au delà de nos notes, le chiffre de nos malades constatés guéris doit être élevé aux dépens de celui des malades dits améliorés.

Les mêmes considérations expliquent pourquoi le chiffre des enfants et surtout celui des femmes dépasse autant le chiffre des hommes dans notre tableau.

Nous comptons, en effet, 223 hommes contre 541 femmes et 240 enfants au-dessous de quinze ans; on comprend que les premiers, doués d'une organisation plus robuste, travaillant le plus souvent en plein air ou dans de vastes ateliers, soient dans des conditions relativement meilleures pour réagir contre les causes multipliées qui, dans cette classe de la population, engendrent et développent en si grand nombre les affections chroniques. Les femmes, au contraire, outre qu'elles sont astreintes, comme les hommes, à un travail régulier, le sont généralement dans des conditions plus défavorables; elles doivent, de plus, vaquer à toutes les occupations du ménage; elles ont à supporter les fatigues de grossesses multipliées, celles de l'accouchement et de l'allaitement qui viennent à la suite, ainsi que la surveillance des enfants. Faut-il s'étonner si leur organisation résiste plus difficilement que celle des hommes à de pareils labeurs?

Quant aux enfants, on ne sera pas surpris de leur nombre, si l'on songe qu'ils arrivent presque toujours au monde pénétrés de vices morbides plus ou moins profonds, qu'ils sucent le même poison dans le lait maternel ou dans celui de nourrices mercenaires, et qu'enfin toutes les conditions d'hygiène si défavorables que nous avons signalées plus haut arrêtent leur développement, ou ne lui permettent de s'opérer qu'au milieu d'une série de troubles morbides, qui se rapportent presque toujours à une diathèse herpétique ou scrofuleuse.

IV

En résumé, de l'exposé que nous venons de faire et qui repose sur des chiffres, sur des faits et leurs déductions légitimes, il résulte que : dans l'espace de moins de deux ans, le dispensaire homœopathique a reçu plus de mille malades ; que près de huit cents d'entre eux se sont présentés avec plus ou moins de régularité ; que ces malades, à l'exception d'un vingtième environ, étaient atteints de maladies chroniques ; que les hôpitaux ne les recevaient plus ; que beaucoup d'entre eux y avaient séjourné une ou plusieurs fois ; qu'ils avaient généralement subi plusieurs traitements infructueux ; que ces malades, tous dans l'indigence, se trouvaient placés dans des conditions d'existence d'autant plus défavorables à la guérison que l'hygiène constitue une partie essentielle, presque indispensable, à la curation des maladies chroniques, et que, néanmoins, sur 768 malades dans de telles circonstances, nous en avons guéri ou amélioré 593, soit plus des trois quarts.

Si, de plus, vous pouviez examiner en détail, Monsieur le Curé, les observations relatives aux quelques maladies aiguës qui se sont présentées, vous seriez surpris de la rapidité avec laquelle elles ont cédé aux moyens si minces en apparence, si énergiques en réalité, de la médication homœopathique.

Devons-nous espérer, Monsieur le Curé, comme nous l'avons dit au commencement de ce Rapport, que vous ne trouverez pas ces résultats trop inférieurs au but que s'était proposé votre charité en créant le Dispensaire homœopathique de Saint-Laurent ? Vous aviez voulu que les malades pauvres de Paris pussent réclamer et recevoir, à leur choix et d'une manière complétement gratuite, les secours de la thérapeutique officielle, ou bien ceux d'une médication nouvelle que la charité publique leur refuse et que la charité privée leur donne d'une manière insuffisante. Eh bien ! nous qui avons eu l'honneur d'être associés à votre œuvre charitable en dirigeant le dispensaire homœopathique, nous venons vous dire : les pauvres vous ont compris, vous et l'Archiconfrérie dont vous présidez l'œuvre bienfaisante, ils sont venus depuis deux ans, et viennent encore chaque semaine auprès de nous en nombre considérable, de quatre-vingt à cent par séance, quoiqu'il en résulte pour eux la perte d'une journée entière de travail.

Ils viennent, parce qu'ils savent que leurs voisins, leurs parents, sont guéris ou soulagés, parce qu'ils éprouvent eux-mêmes un bien sensible de la médication qu'on y dispense ; ils viennent, et les trois-quarts au moins s'en retournent guéris ou soulagés. Nous ne doutons pas, Monsieur le Curé, que tous ces malades ne vous bénissent, qu'ils ne bénissent votre œuvre comme vous bénissent d'ailleurs tous les pauvres de votre paroisse : car vous savez vous multiplier pour eux, en multipliant les œuvres dont ils sont l'objet. Nous espérons aussi qu'ils conservent quelque reconnaissance pour le grand génie médical qui, avec l'aide de Dieu, éclaire nos travaux et nous fournit les moyens de vous aider à ramener ces malheureux dans la voie de la santé, du travail et peut-être aussi de la moralité.

Quant à nous, notre plus belle récompense serait de voir votre initiative généreuse et éclairée imitée par tous ceux qui, animés du véritable esprit du christianisme, savent dépouiller d'anciens préjugés et résister à d'injustes préventions pour mériter, comme vous, le nom d'apôtres de l'humanité souffrante.

Permettez-nous, Monsieur le Curé, de joindre, à titre de pièces justificatives, le tableau statistique des malades et des maladies que nous avons eus à traiter du 1er février 1858 à la fin de novembre 1859, et le résumé de quelques observations indiquant seulement l'état du malade au moment où il s'est présenté au dispensaire, et celui qu'il offrait quand il a cessé d'y venir.

Dr CHARGÉ.   Dr ESCALLIER.

Dr PATIN.   Dr SERRAND.

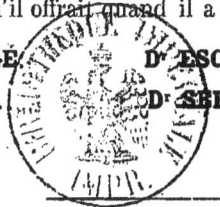

ARCHICONFRÉRIE DE N.-D. DES MALADES.

DISPENSAIRE HOMŒOPATHIQUE

(PAROISSE SAINT-LAURENT)

TABLEAU STATISTIQUE

DES MALADES ET DES MALADIES TRAITÉS

DU MOIS DE FÉVRIER 1858 AU MOIS DE FÉVRIER 1859.

I. — MALADES.

Nombre	Hommes	223
	Femmes	541
	Enfants	240
	Total. . . .	1004

Constatés guéris	170
Ont cessé de se présenter { Après amélioration constatée. . . .	283
{ Sans amélioration constatée. . . .	136
Ne se sont présentés qu'une seule fois.	236
En traitement . . . . . { En voie d'amélioration.	140
{ Sans amélioration.	39
Total égal. . . .	1004

II. — MALADIES.

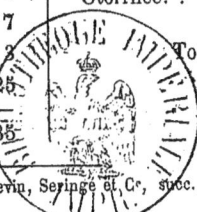

A°° M°° Bénard. — Imp. Poitevin, Seringe et C°, succ., place du Caire, 2.